DE L'ASSOCIATION

DE

La Rougeole et de la Scarlatine

CHEZ L'ENFANT

PAR

Le Docteur Maurice CACAUD

de la Faculté de Médecine de Paris

PARIS
INSTITUT INTERNATIONAL DE BIBLIOGRAPHIE SCIENTIFIQUE
93, BOULEVARD SAINT-GERMAIN, 93.

1897

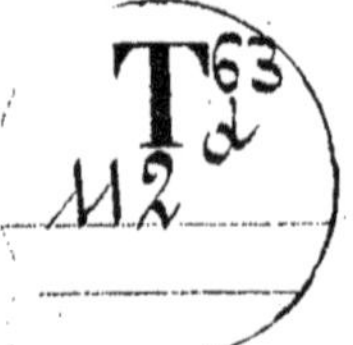

DE L'ASSOCIATION

DE

a Rougeole et de la Scarlatine

CHEZ L'ENFANT

PAR

Le Docteur Maurice CACAUD

de la Faculté de Médecine de Paris

PARIS
INSTITUT INTERNATIONAL DE BIBLIOGRAPHIE SCIENTIFIQUE
93, BOULEVARD SAINT-GERMAIN, 93.

—

1897

A MES PARENTS

A MES MAITRES

A MES AMIS

A MON PRÉSIDENT DE THÈSE

M. LE PROFESSEUR HUTINEL

Chevalier de la Légion d'Honneur.

AVANT-PROPOS

L'association de la rougeole et de la scarlatine est un fait d'observation clinique utile à noter ; et il nous a paru intéressant de réunir sur ce sujet quelques observations, recueillies dans le service de M. le Pr Hutinel, aux Enfants-Assistés, pour en faire l'objet de notre thèse inaugurale.

Nous avons pu, de la sorte, mettre en lumière quelques faits bien observés, en tirer quelques conclusions nettes, et surtout amasser des matériaux pour ceux qui, après nous, étudieront ce sujet.

Nous devons à notre excellent ami Marcel Labbé, interne du service, deux examens bactériologiques intéressants ; et nous l'en remercions très vivement.

Arrivé au terme de nos études médicales, nous sommes heureux de remercier ici les maîtres qui ont guidé nos études, MM. les Prs Heurtaux et Leduc, de Nantes ; MM. les Prs Hutinel et Pinard ; MM. Albarran, Gilbert-Ballet, Lancereaux et André Petit, chirurgien et médecins des Hôpitaux de Paris.

MM. Marcel Baudouin et Jousset de Bellesme nous ont, à maintes reprises, au cours de nos études, donné des preuves d'amitié et de bienveillance que nous ne saurions trop rappeler.

Que nos amis Paul Houeix, Fernand Le Faguays et Alcime Roch reçoivent ici l'expression de notre vieille et affectueuse amitié.

M. le Pr Hutinel a bien voulu accepter la présidence de notre thèse ; nous le remercions du très grand honneur qu'il veut bien nous faire.

CHAPITRE PREMIER

Historique

La doctrine de l'association de deux maladies aiguës chez le même sujet, n'a pas été de tout temps admise sans discussion. Il fut même une époque où cette association était formellement niée.

Thompson écrivait en 1752 : « Deux maladies de nature essentiellement différente ne peuvent coexister. » Après lui, Hunter érigea en doctrine la notion des incompatibilités morbides :

« Il est hors de toute discussion pour moi, écrit-il en 1786, que deux actes morbides ne peuvent jamais avoir lieu dans la même constitution, ni dans la même partie, en un seul et même temps. Deux fièvres différentes ne peuvent exister dans la même constitution. »

Hébra professe la même opinion et range dans la scarlatina variegata les faits d'association de scarlatine et de rougeole cités par les auteurs.

Racle, Grisolle, Trousseau admettent la loi de Hunter et nient la contemporanéité des fièvres éruptives. Mais bientôt une réaction se fit contre la loi formulée par Hunter.

En Angleterre, Adams, Ring, se fondant sur l'observation, lui portèrent des coups encore timides et publièrent des faits contradictoires.

En Allemagne, les élèves de l'école d'Hébra cherchent à soutenir l'idée du maître.

En France, la question n'est discutée théoriquement que par de Haen qui a vu, chez une jeune fille, la scarlatine accompagnée de miliaire et de variole et rapporte des faits tirés de 17 autres auteurs.

Mais des observateurs tels que Monneret, Berton, Barrier, Rilliet et Barthez publient des cas d'association de deux fièvres éruptives chez le même sujet.

Des observations de J. Franck, de Rumpelt parlent dans le même sens.

Enfin en 1847, le mémoire de Marson en Angleterre, la thèse de Willemin en France, établissent définitivement la possibilité d'une coexistence des fièvres éruptives chez le même malade. Un mémoire de Murchison (1859) et de nombreuses observations publiées par différents auteurs, apportent à cette nouvelle doctrine l'appui de la clinique.

Si nous avons rappelé brièvement l'opinion des pathologistes de la fin du XVIIIe siècle et de la première moitié du XIXe, c'est qu'il est toujours intéressant de suivre l'évolution des doctrines médicales à travers les âges. Aujourd'hui personne ne discute plus la possibilité de l'association des maladies infectieuses chez le même sujet ; on sait que les fièvres éruptives peuvent évoluer simultanément et même se compliquer d'une autre maladie générale, telle que la tuberculose, la coqueluche, etc. L'anatomie pathologique et la bactériologie ont fourni de cette association des preuves convaincantes, au moins pour les maladies dont la germe infectieux est connu et peut être isolé. C'est ainsi que l'on a vu la fièvre typhoïde évoluer sur le même terrain que la bacillose aiguë, et que l'on a pu constater à la fois à l'autopsie les lésions de la tuberculose aiguë et la présence du bacille d'Eberth, avec la réaction agglutinante du serum.

Cette preuve histo-bactériologique ne peut être donnée pour la scarlatine et la rougeole, mais fort heureusement, elle est inutile, car leur association ne fait aucun doute dans l'esprit des pathologistes modernes.

Mais une autre question se pose, celle de savoir si les deux maladies se combinent entre elles pour en constituer une troisième, ou si elles évoluent simultanément et indépendamment ; et, dans quelle mesure elles réagissent l'une sur l'autre.

Quelques auteurs ont soutenu que l'association des virus morbilleux et scarlatineux chez un même individu créait une maladie particulière, la rubéole ou les rœtheln. Naumann (1831) est éclectique : « Suivant le degré d'influence réciproque et celui de maturation de leurs contacts, tantôt elles se fondent en une troisième forme morbide, tantôt elles restent complètement distinctes et actives côte à côte. » Tripe (1852) décrit, sous le nom de rubéola, une variété de scarlatine caractérisée à la fois par les symptômes de la scarlatine et par ceux de la rougeole, et formant le chaînon qui relie ces deux affections. Gintrac regarde la rubéole comme un exanthème hybride résultant de la combinaison de la scarlatine et de la rougeole.

D'autres auteurs plus nombreux que les précédents refusent aux rœtheln toute individualité morbide, et pensent que ce mot ne sert à désigner que certaines variétés de *scarlatine anormale* (scarlatine avec miliaire, scarlatina variegata), de *rougeole anormale* (éruption morbilleuse avec angine, rougeole atténuée), de *roséole épidémique*, etc.

Bez regarde les rœtheln des anciens auteurs comme un hybride de la scarlatine et de la rougeole : « C'est, dit-il, un véritable capharnaüm pathologique dans lequel les anciens sont venus entasser pêle-mêle, qui, des scarlatines, qui, des rougeoles, qui, des fièvres éruptives composées, et probablement bien d'autres affections encore. Les faits d'exanthème hybride, avec phénomènes généraux morbillo-scarlatineux, nommés à tort rubéole, doivent rentrer parmi les exemples de fièvres éruptives contemporaines.

« La dénomination de rœtheln ne doit être conservée que pour désigner l'exanthème fébrile tout à fait bénin qui correspond à notre roséole épidémique. »

Enfin l'on s'accorde aujourd'hui, après les travaux d'un grand nombre d'auteurs, et depuis le Congrès de Londres en 1881, à reconnaître à la rubéole une véritable entité nosologique. Si les symptômes la rapprochent à la fois de la rougeole et de la scarlatine, sa pathogénie est absolument indépendante de celle de ces deux affections.

En effet, elle est contagieuse est épidémique, mais elle a des épidémies propres en dehors des épidémies de rougeole et de scarlatine. Elle attaque indifféremment et avec la même intensité les sujets qui ont déjà eu la rougeole ou la scarlatine, ou ceux qui en sont indemnes ; elle ne confère pas l'immunité contre la rougeole ou la scarlatine.

En résumé, il résulte de ce que nous venons de dire, que la scarlatine et la rougeole, tout en évoluant sur le même individu, ne se confondent jamais pour constituer une nouvelle maladie.

Dans quelle mesure et de quelle manière réagissent-elles l'une sur l'autre ?

Pour Guersant et Blache (1844) « les deux fièvres éruptives se modifient ou suivent leur cours sans s'influencer réciproquement ».

Rilliet et Barthez croient « qu'il existe une sorte de balance·

ment entre la phlegmasie de la peau et celles des muqueuses, et que si, par une cause quelconque, la première diminue, on voit s'accroître la seconde, en sorte que si la scarlatine fait disparaître la rougeole, la bronchite doit augmenter. Il est plus rare de voir la rougeole dominer la scarlatine ».

Suivant Willemin, les deux affections peuvent se développer simultanément sans se troubler; d'autres fois la durée de chacune est abrégée. Le pronostic est amélioré par cette association; dans un cas, une scarlatine anormale fut ramenée au type régulier par une rougeole. Valleix a vu quelquefois une de ces affections s'arrêter à l'apparition de l'autre, pour reparaître après sa terminaison.

D'après Mauthner (1851) la coexistence de deux exanthèmes est toujours très grave; les enfants sont emportés par des épauchements séreux des plèvres ou des méninges. Le pronostic est moins sévère lorsque la scarlatine ne survient qu'après que la rougeole a déjà pâli.

Pour Foucault, la scarlatine secondaire est aussi moins grave que la rougeole secondaire.

Touzelin (1859) est du même avis. Il croit à une sorte d'action d'arrêt exercée par la scarlatine sur la rougeole. Dans un cas, la scarlatine a supprimé les catarrhes et l'éruption morbilleuse; dans un autre, elle a amélioré rapidement la broncho-pneumonie et l'entérite morbilleuse.

Steiner en 1868 rapporte un cas de rougeole accompagné d'un exanthème scarlatineux, et croit que le premier exanthème perdrait de son intensité sous l'influence du second.

En 1877 parut la thèse de Bez, qui représente l'étude la plus complète sur les associations des fièvres éruptives. Il conclut de l'examen de nombreuses observations que : « *d'une façon générale, les deux fièvres évoluent côte à côte sans se troubler* ».

Dans les cas de coexistence des deux éruptions avec priorité de la rougeole, la persistance de l'exanthème morbilleux a été un peu moindre; lorsque la scarlatine s'est montrée dès le lendemain, la rougeole a occupé de préférence les régions laissées libres par la première.

Dans les cas de coexistence des deux éruptions avec priorité de la scarlatine, l'exanthème scarlatineux fut toujours universel et la durée n'en fut abrégée que lorsque la rougeole envahit les téguments le lendemain ou le surlendemain au plus tard.

La disparition de la rougeole ne fut jamais précoce ; mais chez un certain nombre de malades, l'éruption morbilleuse est demeurée partielle. Les prodromes catarrhaux de la rougeole ont manqué le plus souvent lorsqu'ils n'existaient pas dès l'invasion de la double maladie.

Le balancement entre les éruptions et les phénomènes concomitants,—opposition qui se traduirait par une intensité de symptômes généraux en raison inverse de celle de l'exanthème correspondant, — n'a jamais été observé.

Au point de vue du pronostic, les différents modes d'association sont rangés dans l'ordre suivant de mortalité croissante :

1° Sucession des éruptions de rougeole et de scarlatine.

2° Coexistence de ces éruptions avec antériorité de la rougeole.

3° Coexistence des éruptions avec antériorité de la scarlatine.

4° Expansion simultanée des deux exanthèmes.

5° Succession des éruptions de scarlatine et de rougeole.

Ce dernier travail était certainement inconnu de Johannessen qui, en 1884, rapporte l'histoire d'une épidémie à Arendal, dans laquelle la rougeole secondaire à la scarlatine aurait eu une évolution normale, et la scarlatine secondaire aurait été fort atténuée.

Il en est de même pour Flesch qui, en 1890, rapporte l'histoire d'une épidémie familiale, et conclut que la rougeole consécutive diminue la durée de la scarlatine, et que la rougeole primitive est capable de protéger contre la scarlatine.

En 1885, le Pr Grancher, dans une leçon de clinique faite à l'hôpital des Enfants-Malades, rapporte trois observations dont il tire des conclusions analogues à celles de Bez. Il insiste en outre sur les points suivants :

1° Nécessité d'isoler les malades des hôpitaux atteints d'affections contagieuses.

2° Le diagnostic est presque toujours très facile.

Lorsqu'on voit la défervescence de la scarlatine s'arrêter après la petite ascension physiologique du septième jour, il faut songer tout d'abord à la possibilité de complications telles que gangrène de la bouche, adénite sous-maxillaire, parotidite, complication séreuse ou articulaire; enfin, toutes ces affections éliminées, à la possibilité de la rougeole. On doit d'autant plus songer à cette dernière que l'éruption de scarlatine aura été moins intense et que la température se sera maintenue à une certaine élévation.

3° Le pronostic est lié à l'ordre de succession des deux maladies. Il est préférable que la rougeole paraisse la première; si elle apparaît la seconde, il est à désirer qu'un intervalle de temps aussi grand que possible sépare les deux maladies.

La thèse de Paquet (1894) apporte encore quelques observations nouvelles, mais ne modifie point les données que Bez et Grancher avaient établies. Il fait remarquer que : 1° lorsque la scarlatine est suivie de rougeole, l'éruption de rougeole est difficile à reconnaître parce qu'elle est souvent masquée par une éruption miliaire; 2° lorsque la rougeole est suivie de scarlatine, l'éruption scarlatineuse est très limitée ; 3° la scarlatine suivie de rougeole est plus grave ; 4° la néphrite est due à la scarlatine ; 5° cette association morbide tire sa gravité de la fréquence des bronchopneumonies, et de l'aptitude particulière des malades à contracter la diphtérie.

Nous aurons achevé l'historique de la question quand nous aurons cité quelques observations, éparses dans la littérature médicale, de Fergusson, Atkins, Herzog et surtout une observation de Lange (1896) que l'auteur fait suivre de quelques remarques intéressantes : « Dans l'association de la scarlatine et de la rougeole, les deux maladies n'exercent l'une sur l'autre aucune influence; aucune des périodes n'est modifiée. Cependant une scarlatine grave peut avoir une influence défavorable sur le malade, de sorte que la rougeole consécutive, survenant dans un organisme affaibli, est beaucoup plus dangereuse ; *nous ne sommes pas autorisés à mettre cette aggravation sur le compte du virus spécifique de la rougeole ou de la scarlatine,* car toute autre maladie fébrile (pneumonie, polyarthrite), peut agir de la même façon. »

D'après l'analyse historique très complète des travaux antérieurs que nous avons faite, on voit que la plupart des observateurs modernes sont d'accord sur les modifications cliniques que l'association morbide fait subir aux deux maladies. Comme on le verra plus loin, les observations personnelles que nous avons recueillies nous mèneront à des conclusions analogues. Ce ne sera donc pas là le point le plus intéressant de notre étude. Des recherches bactériologiques nous ont permis, en effet, de serrer de plus près cette question des associations morbides, et de découvrir les causes de leur gravité.

CHAPITRE II

Etiologie — Division

Il est très difficile, impossible même, d'établir la fréquence de l'association de deux fièvres éruptives. Cette fréquence varie, en effet, avec chaque épidémie.

Mais, ce que nous pouvons affirmer, c'est que la fréquence de l'association a diminué considérablement depuis quelques années, en raison de la rigueur avec laquelle se pratique l'isolement des malades atteints de maladies infectieuses, dans les établissements hospitaliers. Les réclamations que M. Grancher formulait en 1885 ont été entendues de l'Assistance publique, et aujourd'hui, les cas de contagion sont beaucoup plus rares dans les hôpitaux.

C'était, en effet, dans tous les lieux où des individus se trouvaient agglomérés, dans les prisons, dans les casernes, dans les hôpitaux d'enfants, que l'on constatait les cas d'association de rougeole et de scarlatine; ils étaient très rarement observés, au contraire, dans la clientèle de ville.

La contagion des deux maladies peut être *simultanée* si le sujet s'est trouvé exposé en même temps aux deux contages, ou *successive*, si le sujet primitivement exposé à la contagion d'une des deux affections, a contracté secondairement l'autre pendant la période d'incubation, d'invasion, d'éruption ou même de convalescence de la première. Mais la durée de la période d'incubation est différente pour la rougeole et pour la scarlatine. Il en résulte que deux contages simultanés peuvent donner lieu à l'apparition de deux exanthèmes à des jours différents : c'est ce que nous allons préciser. On admet aujourd'hui que l'incubation de la scarlatine a une durée de quatre à cinq jours, celle de la rougeole, une durée de neuf à dix jours. Voyons donc ce qui va se produire suivant que la contagion est *simultanée* ou *successive*.

Lorsque la contagion de deux fièvres éruptives est simultanée, la scarlatine apparaît dans les cinq jours qui suivent l'infection, la rougeole fait invasion dix jours plus tard, c'est-à-dire que les catarrhes morbilleux se produisent quand l'éruption scarlatineuse est à son maximum d'intensité, et que l'éruption morbilleuse ne se manifeste qu'après le déclin de l'éruption scarlatineuse.

Lorsque la contagion de la scarlatine est la première en date, l'éruption scarlatineuse apparaît nécessairement la première, et la rougeole ne fait invasion que cinq jours au moins après l'éruption de scarlatine, c'est-à-dire que les catarrhes morbilleux n'apparaissent qu'au déclin ou même après la disparition de l'éruption framboisée qui dure six à sept jours en moyenne. Quant à l'éruption morbilleuse, elle ne surviendra qu'après la disparition complète de l'éruption scarlatineuse.

Lorsque la contagion de la rougeole est la première en date, l'invasion des deux maladies (angine scarlatineuse et catarrhe morbilleux) peut être concomitante, si l'infection morbilleuse a précédé de cinq jours l'infection scarlatineuse.

Les exanthèmes peuvent survenir en même temps, si l'infection morbilleuse a précédé de neuf à dix jours l'infection scarlatineuse.

Enfin, dans d'autres cas, la scarlatine pourra précéder la rougeole ou être précédée par elle. Mais comme la maladie ne date en réalité que du jour de l'invasion, qu'elle ne se traduit par aucun symptôme pendant toute la période d'incubation, pour simplifier la classification, nous ne tiendrons compte que des trois cas suivants, qui représentent d'ailleurs des divisions un peu artificielles :

I. *Rougeole antérieure à la scarlatine.* — Dans ce cas, la scarlatine survient après la période d'éruption de la rougeole.

II. *Rougeole et scarlatine simultanées.* — Dans ce cas, les deux maladies se combinent pendant leurs périodes fébriles d'invasion et d'éruption, l'ordre d'apparition des exanthèmes étant éminemment variable.

III. *Scarlatine antérieure à la rougeole.* — Dans ce cas, la rougeole survient après la période d'éruption de la scarlatine ; elle est dite *rougeole secondaire.*

CHAPITRE III

Étude clinique

I. — Rougeole antérieure a la scarlatine

Cette forme d'association morbide est la moins intéressante. Les observations ne méritent pas d'être rapportées en détail. Citons seulement deux observations personnelles résumées.

Obs. I (Service de M. Hutinel). — Paul B..., 2 ans et demi, entre aux Enfants-Assistés le 23 mai 1891, atteint de catarrhe des voies respiratoires. T. 39°.

Le 26 mai. Éruption de rougeole. T. 40°.

Le 29 mai. Broncho-pneumonie ; la température, qui était descendue à 38°, remonte à 40°,5.

Le 5 juin. Éruption de scarlatine. T. 39°.

Le 6 juin. Mort.

Obs. II (Service de M. Hutinel). — S..., 2 ans, entre aux Enfants-Assistés le 9 mai 1891.

Le 17 mai. Éruption de rougeole. T. 40°.

Le 22 mai. La température, qui était redevenue normale, remonte à 40°,5 ; deuxième éruption de rougeole.

Le 26 mai. La température, qui était redescendue à 37°, remonte à 40° ; éruption de scarlatine.

Le 29 mai. La fièvre tombe. L'enfant guérit.

La gravité du premier fait que nous avons cité ne peut guère être attribuée à l'association morbide; l'enfant était atteint de broncho-pneumonie grave quand survint une éruption scarlatineuse; la mort est due ici à la broncho-pneumonie.

Dans notre deuxième observation, la terminaison, malgré les deux éruptions successives de rougeole, fut favorable. Il en est de même dans une *observation d'Atkins*, où l'enfant atteint de rougeole avec broncho-pneumonie, eut un mois après une éruption de scarlatine, suivie de la diphtérie de la gorge, de paralysie du voile du palais et d'otite : malgré ces nombreuses complications, la guérison fut complète.

Les observations *de Grancher*, *de Steiner*, *de Paquet*, parlent dans le même sens. Sur les 13 observations réunies par Bez, il y eût 12 guérisons, et une seule mort.

On peut donc conclure que, dans les cas où la scarlatine survient après la période d'éruption d'une rougeole : l'évolution de la rougeole n'a été en rien modifiée par l'incubation de la scarlatine; de plus la rougeole antérieure n'a exercé aucune influence sur la durée et la symptomatologie des différentes périodes de la scarlatine.

En un mot la scarlatine secondaire n'a pas un pronostic différent de la scarlatine primitive. La gravité qu'elle présente dans certains cas vient uniquement des complications que la rougeole avait apportées avec elle.

II. — Rougeole et scarlatine simultanées.

Ces cas sont les plus fréquents; mais il faut encore distinguer parmi eux les cas où les deux exanthèmes ont apparu *simultanément*, et les cas où ils ont apparu *successivement*. Cette distinction n'a d'ailleurs d'importance qu'au point de vue diagnostic.

OBS. III (recueillie dans le service de M. Hutinel). — *Scarlatine, rougeole, bronchopneumonie, pleurésie purulente, mort.* — (Examen bactériologique, par M. Marcel LABBÉ, interne du service.)

Alfred L..., né le 17 décembre 1892. Entré le 20 janvier 1896 dans le service de M. Hutinel, aux Enfants-Assistés. Pendant quelques jours, du 20 au 26 janvier, il présente de temps en temps un accès de fièvre. Son état général semble cependant assez bon, c'est un enfant assez grand, robuste, sans tare apparente.

A partir du 27 janvier au soir, la température s'élève progressivement pour atteindre 39°,2 le 29 au soir. En même temps, l'enfant se plaint de la gorge, et on constate une angine erythémateuse pour laquelle on ordonne des lavages de la gorge à l'eau boriquée.

30 janvier. L'éruption scarlatineuse débute au niveau des aines et de la partie inférieure du ventre ; la température atteint 39°,6 le soir.

Les deux jours suivants (31 janvier et 1er février), la température s'abaisse et le soir du 1er février elle n'est que de 37°,9. La scarlatine semble évoluer normalement : l'angine persiste, les selles sont normales, les urines ne contiennent pas d'albumine.

2 février. La température remonte progressivement.

3 février. La température atteint 39°,6 le soir. Un écoulement purulent se produit par l'oreille gauche, et l'on attribue la fièvre à l'otite moyenne.

Mais le lendemain 4, la température se maintient à 40° et l'on constate le début d'une éruption morbilleuse au niveau du cou ; l'enfant tousse un peu, les yeux sont rouges, larmoyants.

5 février. L'éruption se généralise, atteint les membres, devient confluente sur le tronc. L'écoulement d'oreille diminue, les urines ne sont pas albumineuses. On ordonne : sulfate de quinine, 0,40, et une potion de Todd avec 2 grammes d'acétate d'ammoniaque.

6 et 7 février. La température redescend à 37°,5 l'état général est bon, et l'on espère que malgré l'association des deux fièvres éruptives l'enfant se tirera d'affaire.

Mais le 8 et 9 février la température s'élève brusquement à 40°, et se maintient pendant les 2 jours entre 39 et 40°. L'état général est moins bon, l'enfant est abattu.

Le 10, la température monte le matin à 41°,5, le soir à 41°. On entend à l'auscultation des râles ronflants à droite et un peu de souffle au sommet gauche. L'enfant étant constipé et le ventre un peu ballonné, ou fait un lavage d'intestin. A partir de ce moment la température est prise toutes les 3 heures, et l'enfant est baigné.

11 février. On entend du souffle au niveau du sommet droit.

L'état général est très grave; l'enfant très abattu; on craint une terminaison fatale proche.

Le traitement consiste en : bains froids toutes les 3 heures lorsque la température rectale dépasse 39°; lavage d'intestin, potion de Todd; injection de caféine deux fois par jour (IV gouttes d'une solution de caféine à 1/50); respiration d'oxygène. Enfin l'on pratique une saignée au bras et l'on retire 100 grammes de sang.

12. L'état général et la respiration se sont légèrement améliorés après la saignée, même traitement.

Le soir éruption ortiée sur les jambes.

13. Même état général grave. La température se maintient aux environs de 39°.

On entend du souffle aux deux sommets, surtout à droite.

L'éruption ortiée qui a disparu le matin, se reproduit le soir sur les membres et le tronc.

14. L'éruption ortiée se reproduit encore. La desquamation commence.

L'écoulement d'oreille qui avait diminué et disparu, reparaît abondant.

Les deux jours suivants 15 et 16, l'état général s'améliore un peu, l'éruption ortiée se reproduit. Les urines ne contiennent pas d'albumine.

17. L'état général redevient mauvais. L'enfant présente pendant la journée des alternatives d'abattement et d'agitation: ne dort pas, se plaint de céphalalgie. Il a 3 selles diarrhéiques jaunes. La respiration est assez fréquente.

Les battements du cœur sont rapides, incomptables, le pouls faible et mou. On ordonne une potion avec : caféine 0,50 et teinture de digitale VI gouttes, et un lavage d'intestin.

18. Id.

19. La respiration est fréquente (36 par minute), et irrégulière; l'expiration un peu gémissante. L'auscultation fait entendre du souffle aux deux sommets et dans tout le côté droit; la respiration est un peu soufflante à gauche ; on entend des râles sous-crépitants.

Le cœur bat rapidement, 168 par minute, mais le pouls est plus résistant que la veille.

Un écoulement jaunâtre, mucopurulent, excoriant les narines, se fait par les fosses nasales. Les urines sont claires, tandis que les jours précédents elles étaient un peu troubles; elles ne contiennent pas d'albumine. La desquamation est abondante au niveau du tronc. La température ne dépasse guère 39°; l'état général semble un peu moins grave. Le petit malade est pâle, mais pas trop abattu, il se tient assis dans son lit, les yeux ouverts, et joue même un peu.

Les jours suivants l'amélioration de l'état général et de l'état local fait espérer la guérison de l'enfant.

Le 20, pouls 160, respiration 50.

Le 21, pouls 130, respiration 34.

Le 22, pouls 124, respiration 32.

Le 23, incision d'un petit abcès sous-cutané au niveau de la partie externe du coude, dû à une infection locale dont la porte d'entrée a été la plaie déterminée par la saignée.

Le 24, la température se maintient aux environs de 38°.

Mais à partir de ce moment une nouvelle complication pulmonaire survient, et l'état général s'aggrave proggressivement jusqu'à la mort.

25 février. L'écoulement purulent par le nez et par l'oreille persiste. Un petit panaris se produit sous l'ongle du pouce gauche que l'enfant a l'habitude de mordre. Le petit malade est plus abattu, triste, sommeille toute la journée. L'auscultation fait entendre dans les deux poumons des râles sous-crépitants gros et fins, et du souffle. A la partie inférieure du poumon droit, le souffle et les râles ont un timbre amphorique. Une ponction faite à ce niveau permet de retirer un peu de liquide purulent.

Les jours suivants, l'enfant s'affaiblit de plus en plus; il est abattu dans la journée, agité pendant la nuit; le teint devient de plus en plus pâle.

28. On constate un érythème à coloration rouge un peu violacée sur le dos des mains et des avant-bras; cet érythème existe également, mais moins marqué, sur le dos des pieds et sur les genoux.

29. L'érythème a disparu. La température se maintient aux environs de 39°.

1er mars. L'enfant s'affaiblit et pâlit de plus en plus; il gémit dès qu'on le touche. La peau est sèche, desquame au niveau du tronc et des membres; on constate du purpura sur le thorax et l'abdomen. Le souffle s'entend dans toute l'étendue du poumon droit. La respiration est soufflante à gauche. La température atteint 40°,5 à 7 heures du matin, et le bain froid détermine un abaissement de 4°. Les urines ne sont pas albumineuses.

L'enfant meurt le 2 mars à 8 heures du matin.

Autopsie. — L'autopsie est faite le 3 mars.

La plèvre droite est remplie d'un pus épais, blanc verdâtre, et une sorte d'éponge purulente, formée par de la fibrine coagulée, nage au milieu du liquide. Le poumon droit est ratatiné, atélectasié, recouvert d'une coque épaisse; il présente, au niveau du lobe moyen et du lobe inférieur, des dilatations bronchiques considérables.

La plèvre gauche est saine. Le poumon gauche présente un lobe supérieur atélectasié, avec un peu de congestion et de la dilatation bronchique dans la partie inférieure. Le lobe inférieur présente des lésions de broncho-pneumonie avec quelques noyaux très denses, rouges, pneumoniques. Du côté droit, on voit deux ou trois ganglions hypertrophiés, rouges au niveau de la racine des bronches, et un ganglion caséeux ancien.

Les ganglions cervicaux sont hypertrophiés; en suivant la chaîne de bas en haut, on voit que le premier présente trois petits tubercules blanchâtres à sa partie inférieure; le suivant a l'aspect du marron cru.

L'amygdale présente à la coupe deux ou trois petits points blanchâtres, peut-être des tubercules.

Les ganglions mésentériques sont tous un peu rougeâtres, non caséeux et très légèrement hypertrophiés.

Le foie pèse 870 gr., il est rosé, pâle.

Les reins sont gros, 95 grammes, un peu pâles, mais ne semblent pas altérés macroscopiquement.

La rate pèse 100 grammes, est dure, et atteinte de périsplénite sur sa face convexe.

Le cœur et le péricarde sont sains.

Le cerveau présente une légère congestion des vaisseaux de la pie-mère et de l'œdème sous-pimérien au niveau de la région rolandique; il n'y a pas de liquide dans les ventricules.

Examen bactériologique. — *L'examen bactériologique* a été fait à plusieurs reprises.

Le 11 février, le sang obtenu par la saignée du bras, recueilli aseptiquement avec une seringue stérilisée par ponction dans la veine céphalique dénudée, est ensemencé largement sur plusieurs tubes de gélose et de bouillon; aucune colonie ne se développe.

Le 25 février. Le liquide purulent, retiré par ponction du poumon, est ensemencé sur gélose ou bouillon et donne des cultures très abondantes de pneumocoques et quelques cultures moins nombreuses de streptocoques. Une souris inoculée avec ce pus meurt en 24 heures de pneumococcie.

Le 28 février, le mucus de la gorge est ensemencé sur gélose et donne des cultures de staphylocoque doré et de pneumocoque. Peut-être existe-t-il aussi quelques streptocoques, mais il est impossible de les isoler, et après plusieurs repiquages sur gélose et bouillon, on obtient des cultures pures et absolument typiques de pneumocoque.

Le 2 mars, deux heures après la mort, on pratique l'ensemencement des différents organes.

L'examen direct sur lamelles du pus de la plèvre montre l'existence de pneumocoques abondants.

Le pus de la plèvre donne lieu sur gélose à des cultures abondantes et pures de pneumocoques.

Le suc des poumons droit et gauche donne dans le bouillon des cultures pures de pneumocoques; sur gélose, des colonies très abondantes de pneumocoques, et quelques colonies de streptocoqués, au niveau du fond du tube.

Ce streptocoque est isolé par repiquage sur gélose (1 jour), puis sur bouillon (2 jours), et donne des cultures pures. Le bouillon de culture est inoculé à un lapin à la dose de 1 centim. cube dans la veine de l'une des oreilles, et de quelques gouttes sous la peau de l'autre oreille. Le lapin meurt après 48 heures, sans érysipèle, et l'on retrouve du streptocoque dans son sang et ses viscères.

Le sang du cœur donne, sur gélose : 1° des colonies abondantes de pneumocoques qui, après repiquage, donnent des colonies pures de ce même microbe; 2° deux ou trois colonies larges de streptocoque qui est isolé et reproduit des cultures pures et typiques dans le bouillon.

Dans le bouillon on obtient des colonies de pneumocoque, peut-être impur, mais après repiquage sur gélose, on n'a plus que des cultures pures de pneumocoques.

Le sang du sinus donne, dans le bouillon, des cultures de pneumocoques; sur gélose : 1° des colonies de pneumocoques. 2° 4 ou 5 colonies de streptocoques, les unes typiques, les autres se présentant sous l'apparence de colonies rondes, blanches, opaques, assez larges.

Le liquide céphalo-rachidien donne sur bouillon et sur gélose des colonies de pneumocoques.

En résumé, voilà un enfant de 3 ans, vigoureux, qui est pris le 30 janvier d'une scarlatine dont l'évolution semble devoir être normale. Mais trois jours après l'éruption, la température remonte progressivement, le 3 février une otite se déclare, et le lendemain apparaît une éruption de rougeole typique. Celle-ci évolue normalement pendant quatre jours, et la fièvre tombe. Mais à partir du 8 février, l'enfant qui avait semblé devoir guérir est pris de broncho-pneumonie. Dès lors, cette complication domine toute la scène morbide; l'état général subit des alternatives d'amélioration et d'aggravation, l'otite reparait, des abcès se forment dans le tissu cellulaire sous-cutané, un épanchement purulent dans la plèvre. Enfin l'enfant meurt, profondément infecté, avec des érythèmes infectieux et du purpura.

Aucun cas ne peut mieux montrer la gravité de l'association morbide que nous étudions. En effet, le petit malade était un enfant vigoureux; il a été isolé dès le début de son affection, et ce n'est que la dépression profonde, produite dans son économie par l'association des deux fièvres éruptives, qui peut expliquer la gravité de l'infection broncho-pulmonaire. La rougeole s'associant à la scarlatine a amené une diminution de la résistance du sujet et une exaltation considérable de la virulence des germes infectieux secondaires qui avaient atteint le poumon.

Nous voyons, en effet, que le pneumocoque et le streptocoque venant du pus pleural ont tué l'un la souris en 24 heures, l'autre le lapin en 48 heures, avec infection généralisée. D'autre part le sang du cœur, le sang du sinus et le liquide céphalo-rachidien, recueillis 2 heures après la mort, contenaient des pneumocoques et des streptocoques, ce qui ne se voit que dans les infections extrêmement graves.

Obs. IV. (Herzog. *Berliner Klinische Woch.*, 1882). — Au mois d'août 1881 j'étais appelé auprès de Hugo R..., âgé de 8 ans. Je trouve l'enfant couché dans son lit et ayant une fièvre modérée. La veille il se portait bien, on avait seulement remarqué qu'il éternuait souvent. Le soir même il avait eu de la fièvre (38°); pendant la nuit il avait été agité. Le matin il avait vomi à plusieurs reprises. Il toussait un peu et se plaignait de sensation de brûlure dans la gorge.

L'examen du malade qui est un garçon bien conformé et vigoureux a révélé une élévation de la température (37,5°) ; un pouls à 100, une légère rougeur de la gorge, une légère conjonctivite et des phénomènes inflammatoires modérés dans les poumons. La langue était un peu saburrale. L'appétit était nul.

Vers le soir, la fièvre est devenue plus grave : T. 39°, P. 120. Le malade se plaignit de maux de tête et d'une sensation de brûlure aux yeux. Pendant la nuit, la mère a remarqué que la face, le cou et la poitrine étaient devenus excessivement rouges.

Le 22 août, les yeux du petit patient ont légèrement rougi. La muqueuse de la gorge ainsi que celle du palais sont parsemées de taches et de points rouges isolés. Les amygdales ne sont pas modifiées. La face, le front, le cou et la poitrine paraissent couverts de nombreuses petites papules et de taches rouge-jaunâtre qui pâlissent sous la pression du doigt. Le dos et la partie inférieure du tronc présentent la même éruption, mais plus légère. Le malade tousse très peu, mais éternue de temps en temps. Il se plaint de la soif et de démangeaisons de la peau. Du mucus s'écoule du nez, en petite quantité. Le matin la température avait été 38,5° le pouls à 110. Le soir la température n'était que de 37,5° et le pouls 94 par minute.

Le 23 août j'ai trouvé le petit assis dans son lit; il était à peu près bien et il avait très bonne mine. L'exanthème de la face, du cou et de la nuque commençait à diminuer. La température marquait 37°; le pouls 88. L'appétit était bon.

Mais le soir apparut une forte fièvre, accompagnée de mal de gorge. Le pharynx est le siège d'une rougeur diffuse. Les amygdales sont hypertrophiées et rouges. La langue est recouverte d'un enduit saburral; la rate est appréciable au palper. T. 40°. P. 120.

Le 24 août le tableau est ainsi modifié : outre l'exanthème morbilleux de la rougeole on peut constater sur la partie inférieure de l'abdomen, dans la région inguinale, sur le scrotum et dans le triangle crural une rougeur scarlatiniforme de la peau qui est sèche et chaude aux endroits indiqués. La rate est notablement hypertrophiée, l'angine s'est aggravée. Puis sur le palais et le voile du palais on voit des taches rouge sombre. Le catarrhe oculaire s'est aggravé tandis que le catarrhe pulmonaire a beaucoup diminué. Le patient se plaint de dysphagie. T. 40°; P. 120. Le malade prend de la quinine à l'intérieur; en outre on lui prescrit un gargarisme au chlorate de potasse et des lotions avec du vin aromatique.

A la visite du soir, on constate que l'exanthème scarlatineux s'est propagé plus loin sur la partie supérieure de la cuisse et sur les membres thoraciques. On peut également constater, au pli de flexion du coude, une éruption scarlatineuse finement ponctuée. Sur la peau de l'abdomen, du scrotum et de la cuisse, on remarque de nombreuses vésicules, grosses comme une tête d'épingle ou comme une lentille. Le contenu de ces vésicules est louche, puriforme. On peut constater des efflorescences analogues sur la voûte palatine, la luette et les amygdales. La langue est rouge et framboisée. L'éruption de rougeole commence à s'atténuer. Les battements du cœur sont nets et assez forts. La respiration est un peu gênée. Il n'y a aucun phénomène morbide du côté du système nerveux. T. 40°,5. On donne des doses de quinine plus élevées, on fait des lotions de vin aromatique toutes les deux heures, et l'on place des cataplasmes glacés sur la tête.

Le 25 août. Sur la face, le cou et en partie sur la poitrine on constate une desquamation écailleuse. L'exanthème scarlatineux sur la partie inférieure du tronc est nettement délimité. Les vésicules sont en partie desséchées ou disparues. En revanche, cette éruption s'est propagée du côté des extrémités supérieures ; elle dépasse les épaules et gagne le dos de l'enfant qu'elle recouvre en partie. Cet exanthème est parsemé de petites vésicules, tassées fortement les unes contre les autres. On trouve des vésicules un peu plus grosses, sur les deux narines, aux deux angles de la bouche et dans la gorge. La langue est un peu moins sale ; elle est d'un rouge sombre et se trouve recouverte, surtout vers la pointe, par des taches blanches ou plutôt jaunâtres de la grosseur d'une lentille. Ces taches font saillie par endroits. Un mucus épais, blanchâtre, visqueux, adhère fortement aux dents et aux gencives. La dysphagie est extrême. Le malade arrive à peine à ingérer des liquides. Les mouvements respiratoires sont moins gênés. Les battements du cœur sont accélérés ; le pouls est à 110. T. 38°. Les urines ne contiennent pas d'albumine. On prescrit à l'intérieur de la quinine et du chlorate de potasse.

En outre, on ordonne un gargarisme au chlorate de potasse et de petits morceaux de glace à avaler.

Le soir, l'éruption scarlatineuse commence à diminuer. Les amygdales sont encore très tuméfiées; l'une d'elles présente une vésicule puriforme. La sécrétion de la salive est augmentée. T. 38°,5, P. 112.

Le 26 août. A côté de la desquamation par petites écailles, la peau des régions envahies par l'éruption de la rougeole, c'est-à-dire celle de l'abdomen, du scrotum et de la partie supérieure de la cuisse, commence à se détacher par lamelles. L'exanthème scarlatineux des membres thoraciques a beaucoup pâli. Beaucoup de vésicules de la peau ont disparu. A l'inspection de la gorge on constate que la muqueuse est encore notablement tuméfiée et rouge. Cette dernière, ainsi que la surface libre du dos de la langue présente de nombreuses ulcérations. Les gencives sont molles, saignent très facilement et sont recouvertes d'un mucus jaunâtre et visqueux. Les dents du maxillaire supérieur branlent. L'incisive médiane droite supérieure se dégage complètement de son alvéole et tombe. L'haleine est fétide. La rate est toujours appréciable au palper. Dans les urines, on décèle des traces d'albumine. Le matin, T. 37°,5, P. 104; le soir, T. 38°, P. 88. En dehors du gargarisme au chlorate de potasse on prescrit des lavages fréquents de la bouche et de la gorge avec une solution phéniquée à 2 1/2 0/0.

Le 27 août. La desquamation écailleuse et lamelleuse de la peau s'étend, mais s'arrête juste à la limite des régions envahies par l'exanthème morbilleux et scarlatineux. Les phénomènes morbides de la bouche sont toujours très prononcés. Une tuméfaction d'un aspect sale, mal délimitée, peu douloureuse, s'est formée à la place laissée libre par la chute de l'incisive médiane supérieure droite. Pendant la nuit le malade a eu des élancements violents dans l'oreille gauche. Ces phénomènes auriculaires se sont atténués un peu pendant la journée. La rate est actuellement à peine appréciable au palper. La température est normale. Le pouls plein et fort bat 88 pulsations par minute. L'urine ne contient pas d'albumine.

A partir du 28 août, la desquamation suit son cours régulier. La stomatite s'est améliorée petit à petit, et la tuméfaction de la mâchoire supérieure s'est complètement détergée. Les battements du cœur sont restés pendant longtemps accélérés; la température est toujours normale. L'hypertrophie de la rate a complètement disparu; dans les urines on ne trouve plus du tout d'albumine.

Au 21e jour de sa maladie, l'enfant a pris un bain tiède et court. Le malade s'est remis complètement dans un espace de temps relativement court.

Si nous résumons rapidement cette observation importante, nous voyons : un enfant atteint de catarrhe le 21 août, d'une éruption morbilleuse le 22 ; puis d'une angine le 23 et d'une éruption scarlatineuse le 24 août. La rougeole avait semblé d'abord bénigne, la scarlatine amena une forte fièvre, et une stomatite aphteuse, puis ulcéreuse ; malgré cette complication la fièvre tomba rapidement, la desquamation furfuracée de la rougeole se produisit le 25, la desquamation lamelleuse de la scarlatine le 27 ; et l'enfant guérit complètement. L'auteur fait remarquer que le diagnostic de la scarlatine n'est pas douteux pour la seconde éruption et qu'il s'appuie sur : *a*) le début par une élévation brusque de la température ; *b*) l'angine ; *c*) la tuméfaction de la rate (Silbermann), la desquamation lamelleuse, et même l'éruption de miliaire blanche à laquelle Trousseau attachait une grande importance. Ces différents signes ne permettent pas de confondre la scarlatine avec l'érythème hybride de Schönlein, et l'érythème infectieux scarlatiniforme qui survient après la fin, et non au cours de la rougeole. Enfin, il ne peut être question ici de rougeole confluente.

Dans ce dernier cas, la maladie s'est terminée par la guérison ; il en a été de même dans le fait suivant que nous résumerons brièvement.

Obs. V. (Service de M. Hutinel). — Aubert A..., 4 ans, entre aux Enfants-Assistés le 9 décembre 1893.

Le 17 décembre, angine. Température 39°.

Le 18 décembre, éruption de scarlatine. T., matin, 39°,2 T., soir, 38°.

Les jours suivants la température s'élève progressivement; bronchite.

Le 21 décembre, éruption de rougeole. Température 39°,5.

Le 27 décembre, défervescence.

Dans la suite guérison complète.

Si nous comparons maintenant nos observations à celles de Bez, de Paquet et des autres auteurs, nous en déduisons les remarques suivantes.

Lorsque la *rougeole s'est montrée la première*, elle a eu une évolution complétement normale dans les premières périodes; cependant la durée de chacune de ces périodes semble avoir été un peu abrégée. Herzog signale l'apparition de la desquamation furfuracée au troisième jour après l'éruption de la rougeole. L'invasion de la scarlatine n'a pas été modifiée. L'éruption a montré dans certains cas une prédilection pour les régions du corps respectées par la rougeole, et souvent sa durée a éte un peu abrégée. La desquamation est survenue quelquefois d'une façon précoce, mais n'a présenté aucune anormalité.

Lorsque, au contraire, la *scarlatine s'est montrée la première*, son invasion a été tantôt normale, tantôt troublée par la coïncidence des catarrhes morbilleux; dans ces cas les catarrhes morbilleux semblent prédominer, mais on est frappé par l'intensité de l'angine et par l'élevation rapide de la température. L'éruption de la scarlatine a eu son intensité et sa durée habituelles, lorsque l'éruption de rougeole n'est survenue que vers son déclin, comme dans notre observation III. Au contraire la disparition en a été rapide, dans les cas où l'éruption de rougeole est apparue dès le troisième ou le quatrième jour.

Les catarrhes morbilleux manquent dans un certain nombre de cas, ou du moins sont si légers qu'ils peuvent passer inaperçus et ne se révéler à l'examen que le jour de l'éruption de rougeole. L'éruption morbilleuse a toujours eu son début normal et s'est montrée surtout caractéristique au cou, à la face, et aux extrémités, tandis que l'éruption scarlatineuse atteignait plus particulièrement les aines, le tronc et les plis de flexion des membres. La durée de l'éruption était normale. La desquamation n'a pas été modifiée.

Envisageons maintenant le cas particulier où les *deux exanthèmes débutent simultanément*. Blanckaërt en fournit une observation intéressante.

Obs. VI. (*Blankäert, in thèse de Bez.*, 1877). — Fillette, 2 ans, entrée à l'hôpital des Enfants-Malades, dans le service Roger, pour une coqueluche encore peu marquée, quoique datant d'une huitaine.

Le sixième jour de son entrée elle fut prise de rougeur des conjonctives, de larmoiement et de bouffissure de la face. Les mêmes symptômes persistent les jours suivants.

Le troisième jour de ces accidents, on remarque une éruption framboisée à la poitrine et aux aines, de larges plaques qui présentent les mêmes caractères aux fesses, et au membre inférieur gauche; de petites taches serrées et irrégulières, rubéoliques en un mot, au ventre et à la cuisse droite; enfin, aux bras, des taches semblables à ces dernières, sur un fond d'un rose framboisé, uniforme.

La voix est éteinte, la toux rauque. Rougeur vive et tuméfaction des amygdales, des piliers et de la luette. Un peu de diarrhée. Rien dans la poitrine. Pouls 144. 44 respirations.

Le lendemain l'éruption a beaucoup pâli. 144 pulsations. 44 respirations.

Le surlendemain les ganglions cervicaux sont tuméfiés. 156 pulsations.

Le quatrième jour de l'éruption, la teinte uniforme due à la scarlatine ayant presque disparu, les taches de rougeole paraissent beaucoup mieux sur le ventre, la cuisse gauche et les bras; elles sont semblables aux macules cuivrées d'une rougeole au déclin.

Toux très rauque, comme dans le croup. Rien à l'auscultation. Un peu de diarrhée. 140 pulsations. 38° dans le rectum.

Le cinquième jour, on voit mieux encore les restes de l'éruption rubéolique. Pouls à 124.

Le surlendemain toute trace d'éruption a disparu. Pouls à 112. Les caractères de la voix et de la toux continuent à s'amender.

Jusqu'au dix-huitième jour de la maladie l'amélioration persiste en apparence, mais les vomissements et la fièvre ne cèdent pas.

Ce soir-là, survienent quelques légers mouvements convulsifs des bras et de la figure.

Le lendemain, œdème de la face et des poignets.

Pas d'albumine dans l'urine.

Piliers, luette, amygdales toujours très tuméfiés.

Engorgemens des ganglions cervicaux augmenté.

Râles sous-crépitants assez nombreux en arrière et aux bases. Respiration pénible, brusque et haute avec dilatation des narines. Pouls presque insensible à 144. Respiration 84. La coqueluche a un peu repris.

Desquamation lamelleuse et furfuracée sur la poitrine et le ventre.

Le vingtième jour, nouvelle éruption de rougeole, très confluente au ventre et à la poitrine.

L'œdème s'est généralisé. Prostration. Dyspnée. 72 respirations. Pouls insensible. Râles sous-crépitants plus nombreux à droite. Dès le lendemain l'éruption s'atténue. 95 respirations, irrégulières. Pouls à 136.

Du vingt-deuxième au vingt-quatrième jour disparition de l'éruption. L'anasarque diminue. Râles plus gros, moins nombreux, mais l'oppression augmente Pouls 160, 192, 200. Respiration 72, 84, 88. Température rectale 40°,2.

Le vingt-cinquième jour, œdème presque disparu. Amaigrissement considérable. Depuis hier diarrhée sèche, sans coliques.

Râles fins, nombreux, avec souffle et submatité en arrière, à droite, et vers la base. Mort le vingt-septième jour au matin.

A l'autopsie : noyaux de broncho-pneumonie disséminés dans les lobes inférieurs des deux poumons, mais généralisés à la base de droite.

Hydropéricarde assez abondant.

La période d'invasion mixte est caractérisée par de la fièvre et par coexistence de catarrhes morbilleux et de l'angine scarlatineuse ; elle dure 2 ou 3 jours.

L'éruption est également mixte, chacune des deux fièvres éruptives se localisant en son siége de prédilection, la rougeole à la face et au cou, la scarlatine aux aines. En d'autres parties du corps les deux exanthèmes se superposent. L'éruption scarlatineuse prédomine généralement grâce à sa durée et à son extension plus considérables. Quelquefois l'une des éruptions est abrégée dans sa durée. Enfin il peut y avoir des formes successives dans l'éruption, ou même la réapparition d'un exanthème.

III. — Scarlatine antérieure a la Rougeole (Rougeole secondaire).

C'est le cas le plus fréquent et, aussi, généralement le plus grave.

Obs. VII (recueillie dans le service de M. Hutinel). — *Scarlatine, varicelle, rougeole secondaire, broncho-pneumonie, infection par le streptocoque et le microbe de Pfeiffer, mort.* (Examen bactériologique par M. Marcel Labbé, interne du service.)

Henri B..., né le 2 juin 1894. Entré le 1er février 1896, dans les salles de médecine du service de M. Hutinel, aux Enfants-Assistés, pour une angine. Son frère, atteint comme lui d'angine, entre en même temps dans le service. On constate un peu de rougeur de la gorge, pas de fièvre, pas d'éruption. L'enfant est, comme son frère, d'aspect chétif et pâle, mais il ne tousse pas. Ses selles sont normales.

2 février. La température s'élève un peu et atteint 38° le soir.

3 février. Le matin, la température est retombée à 37°, mais on constate au niveau des aines une éruption scarlatineuse. La gorge est encore rouge. Il n'y a pas d'albumine dans les urines. L'enfant est envoyé au pavillon de la scarlatine.

Les jours suivants, 4, 5, 6 et 7 février, la scarlatine évolue normalement. L'angine érythémateuse persiste, malgré les lavages de la gorge avec la solution boriquée. Elle s'accompagne d'adénopathie cervicale du côté gauche que l'on traite par l'application de compresses de sublimé chaud. L'éruption se généralise à tout le corps, tronc et membres, puis s'efface et disparaît. L'enfant tousse, mais on n'entend pas de râles à l'auscultation. La température s'élève progressivement et atteint 39°,5 le 7 février au soir.

Les jours suivants, 8, 9, 10, 11 février, la température s'abaisse progressivement, l'enfant se trouve mieux, est moins abattu, les selles sont normales, l'urine n'est pas albumineuse. La scarlatine semble évoluer normalement.

Mais le 12 février au soir, la température remonte à 38°,2, et le lendemain on constate une éruption discrète de varicelle. L'élévation de température est mise sur le compte de cette maladie. Le petit malade tousse, et l'auscultation fait entendre quelques râles de bronchite.

L'enfant est plus abattu et la température s'élève le soir à 39°,2. L'angine erythémateuse persiste, la gorge est rouge et un peu gonflée. L'enfant est atteint de coryza, de conjonctivite muco-purulente avec photophobie. Il a une toux rauque, et l'on entend des râles de bronchite dans les deux poumons. L'adénite cervicale persiste. On craint l'apparition d'une rougeole.

Le 15 février apparaît une éruption morbilleuse typique qui débute à la face et au cou.

16 février. L'éruption s'étend au tronc et aux membres et la température s'élève et atteint 40° le soir ; l'abattement augmente.

17 février. L'éruption de rougeole est intense, généralisée, confluente au niveau des lombes. Une nouvelle bulle de varicelle s'est formée sur le pied. Il n'y a pas de desquamation.

Le coryza et la conjonctivite persistent. L'adénite cervicale s'est étendue au côté droit. La toux est très fréquente, plus grasse, la respiration rapide ; on entend dans les deux poumons des râles sous-crépitants et ronflants, quelques râles sous-crépitants fins à gauche. L'état général est décidément mauvais; la langue et les lèvres sont sèches. La température, qui se maintient aux environs de 40°, est prise toutes les trois heures, et chaque fois qu'elle dépasse 39°, l'enfant est placé dans un bain frais à 25° ; la température prise aussitôt après chaque bain indique un abaissement de 1° à 1°,5.

On ordonne une potion de Todd avec acétate d'ammoniaque 2 grammes.

18 février. L'éruption de rougeole ne s'efface pas. L'état général s'aggrave, la température oscille entre 39° et 40°. Les bains sont continués.

19 février. L'éruption morbilleuse s'efface un petit peu sur le

corps et la face. On trouve encore 4 à 5 bulles de varicelle. La gorge est rouge et recouverte d'un léger enduit pultacé. Les lèvres sont ulcérées, saignantes. La conjonctivite persiste. L'adénite cervicale a diminué.

La respiration est fréquente (44 par minute), pénible; l'expiration est accompagnée de gémissements; l'inspiration est accompagnée de tirage sous-sternal et de battements des ailes du nez. L'auscultation fait entendre des râles sous-crépitants nombreux disséminés dans les deux poumons, des râles fins aux deux bases, et un respiration un peu soufflante à la base droite.

Il existe un peu de raideur de la nuque et des membres; pas de strabisme, pas d'inégalité pupillaire.

Le pouls est faible, impossible à sentir. Le cœur bat rapidement, 160 par minute.

L'état général est très grave, le facies très abattu; la température oscille entre 39° et 40° malgré les bains.

On ordonne deux fois par jour une injection de IV gouttes d'une solution de caféine 1/50 et une potion avec IV gouttes de digitale; et l'on fait une saignée de 50 grammes qui semble soulager le petit malade.

20 février, *matin*. La respiration est toujours fréquente (36 par minute). On entend à l'auscultation des râles fins aux bases, pas de souffle. Le pouls est rapide, 160. L'état général est le même.

L'irruption de rougeole est encore très apparente. La desquamation commence.

Soir. L'enfant est toujours très abattu, très pâle. La raideur de la nuque et des membres persiste.

Respiration 36. — Pouls 168. — Température 39° à 40°.

21 février. L'éruption morbilleuse est encore très apparente; aux mains et aux pieds elle est plus foncée, violacée et présente un aspect hémorragique. Les bulles de varicelle autour du cou se sont ulcérées.

L'état général est de plus en plus grave; la température s'élève à 10 heures du soir à 41°, puis redescend 3 heures après à 38°; le bain détermine un abaissement de 3°,5.

22 février. La température à 7 heures du matin est de 36°,8.

L'enfant meurt au moment de la visite.

L'*autopsie* n'a pu être faite, l'enfant ayant été réclamé par ses parents.

EXAMEN BACTÉRIOLOGIQUE. — Cet examen a été pratiqué à plusieurs reprises; pendant la vie, au moment de la mort et quelques heures après la mort.

Le 19 février, l'ensemencement de l'angine pultacée est fait sur gélose et sur bouillon, et donne lieu dès le lendemain 20, à un trouble du bouillon qui s'éclaircit les jours suivants, et à la production sur gélose de deux sortes de colonies : les unes rondes, opaques, jaunes sont dues au staphylocoque doré; les autres fines, blanchâtres, presque transparentes, forment un pointillé entre les premières, et sont dues au streptocoque. Les colonies de streptocoques, repiquées sur quatre tubes de gélose, donnent des cultures pures de streptocoque. Le 21 ces colonies sont ensemencées dans du bouillon et le 23 le bouillon est inoculé à deux lapins de la manière suivante : un premier lapin reçoit dans la veine de l'oreille 1 cent. cube de bouillon. Le deuxième reçoit sous la peau de l'oreille 1 goutte de bouillon. Le premier lapin a résisté à cette inoculation; le second a présenté au bout de deux jours un érysipèle de l'oreille (25 février).

19 février. Le sang de la saignée a été ensemencé largement sur plusieurs tubes de gélose et de bouillon, et le caillot formé dans le bouillon a été dilacéré avec une aiguille stérilisée. Aucun tube n'a donné de culture.

Le 22 février, le sang de la veine céphalique, pris avec une seringue stérilisée, quelques minutes avant la mort et ensemencé largement sur plusieurs tubes de bouillon et de gélose, se montre stérile.

Le suc pulmonaire recueilli une heure après la mort avec une seringue stérilisée, est ensemencé sur plusieurs tubes de gélose. Dès le lendemain sur tous ces tubes, on constate des colonies très fines, transparentes, rondes, peu abondantes, analogues à des colonies de pneumocoques, et qui les jours suivants s'étendent un peu et deviennent un peu plus épaisses. Ces colonies repiquées sur gélose ne poussent pas; repiquées sur gélose avec sang de lapin ou sang de pigeon, elles redonnent de nouvelles cultures. Elles sont formées par des coccus très petits, un peu allongés, quelques-uns même de forme bacillaire, isolés ou groupés en diplocoque et ne prenant pas le Gram. Ces caractères nous ont permis de rattacher ces colonies au microbe décrit par Pfeiffer dans l'influenza.

Dans le liquide du fond des tubes de gélose, on trouve des colonies de streptocoque et de coli-bacille.

Le sang du cœur, réensemencé trois heures après la mort, a donné des cultures de microbe de Pfeiffer; mais vu la difficulté d'obtenir du sang à ce moment-là, il est probable que le liquide ensemencé était impur et mélangé au suc pulmonaire.

Le sang du sinus longitudinal supérieur ensemencé 7 heures après la mort sur gélose et bouillon n'a donné aucune culture.

Le liquide céphalo-rachidien ensemencé 7 heures après la mort a donné des cultures pures de streptocoque.

En résumé, voilà un enfant qui est atteint d'une scarlatine absolument normale et d'apparence bénigne, et qui présente successivement, après la défervescence de cette maladie, une éruption de varicelle et une éruption de rougeole. A partir du jour où la rougeole a fait son apparition l'état général est devenu très grave, et une broncho-pneumonie s'est déclarée, qui a fini par emporter le petit malade.

Les prodromes de la rougeole ont été peu fébriles, mais ils ont eu une assez longue durée, ce qui a permis de prédire l'éruption de rougeole. Celle-ci a persisté sans s'effacer pendant toute la durée de la maladie, et a pris le caractère ecchymotique probablement sous l'influence de la dyspnée.

L'observation suivante, de Lange, est également intéressante.

Obs. VIII (Lange, Jahr für Kindern., t. 42, f. 1. Leipzig, 1896). — Le 25 juin 1895, Marthe E..., âgée de 5 ans, fut prise de vomissements, fièvre, douleur à la déglutition, céphalalgie, et léger délire. L'examen montre une rougeur vive et nettement délimitée de l'isthme du gosier, des amygdales, de l'uvula et du voile du palais; sur l'amygdale gauche on voit quelques petits bouchons blancs, lacunaires, les ganglions angulomaxillaires sont modérément tuméfiés et très sensibles à la pression. Au cou, sur les parties supérieures de la poitrine, ainsi que sur les joues, on aperçoit une légère rougeur, finement pointillée. Une ligne tracée avec l'ongle reste un certain temps visible comme ligne blanche. La langue est chargée. La malade est très excitée. Pouls petit, accéléré (152). T. 39°,7.

On apprend que l'enfant a été l'école le 22 juin, après y avoir manqué pendant 6 jours à cause d'un léger rhume de cerveau. Le même jour, il y avait à l'école deux enfants ayant eu la scarlatine quelques semaines auparavant, se trouvant actuellement dans la sixième semaine après la maladie. De plus, un autre enfant, ayant eu des taches rouges à la face, une forte toux et un rhume, fut renvoyé à la maison.

L'enfant n'est pas allée à l'école le 24 juin, se plaignant le matin de mal de tête, mais elle a été gaie durant toute la journée et a mangé avec appétit. La nuit se passa tranquillement, le matin la malade se réveilla avec des vomissements et de la fièvre.

Cette enfant est très nerveuse et bégaye depuis 2 ans. Il y a 9 mois survinrent des accès de pavor nocturnus, qui disparurent après ablation de végétations adénoïdes de l'espace naso-pharyngien. C'est une enfant assez chétive, mais en dehors du rachitisme, elle n'a eu aucune maladie.

On ordonne le repos au lit, la diète et un gargarisme au chlorate de potasse.

Le 26 juin, l'exanthème scarlatineux est franchement développé à la face, au cou et sur la poitrine ; la région péribuccale et nasale est tout à fait pâle et sans exanthème, l'angine est plus intense ainsi que la tuméfaction ganglionnaire, mais l'état général est visiblement meilleur. T. 39°,6, P. 140 ; le soir T. 40°, P. 164. L'exanthème s'est à peine étendu plus loin.

27 juin matin, T. 38°,7, P. 136 ; soir, 39°,4, P. 132. Angine moins accentuée.

28 juin matin, T. 37°6, P. 120 ; soir, T. 38°,4, P. 120. L'état général étant bon et la température descendant régulièrement, l'exanthème a fait lentement des progrès et se trouve maintenant à l'apogée du développement. La langue, plus propre, se présente comme « langue scarlatineuse » typique. L'angine a rétrogressé, les dépôts lacunaires ont disparu, les engorgements ganglionnaires ont notablement diminué, restant encore modérément sensibles à la pression. L'urine n'est pas albumineuse. Aucune trace de manifestations catarrhales.

29 juin. Matin, T. 38°, P. 124. La malade se plaint de douleurs dans le genou et la hanche du côté gauche, le genou est légèrement gonflé, la nuque présente de la raideur. Le soir, T. 38°,3, P. 132. Les douleurs articulaires persistent. Immobilisation de la jambe dans un appareil de ouate et carton. Exanthème de la face et du cou plus pâle.

30 juin. Matin, T. 37°,4, P. 116. Douleurs articulaires moins prononcées, mais la malade se plaint de douleurs dans l'épaule

droite. Soir, T. 38°,1, P. 124. Exanthème pâli, peu visible, est encore net sur la face interne des cuisses et sur le dos. Angine complètement guérie. Au cou et à la face commence une desquamation lamellaire franche, quoique modérée.

1er juillet. T. 38°,2. P. 104. Douleurs plus fortes dans l'épaule droite, l'articulation du pied droit est également sensible, surtout au mouvement passif, tandis que la hanche et le genou gauches sont presque indolores. On ordonne de l'antifébrine 0,125, 3 fois par jour. Soir T. 38°,7. P. 120. Moins de douleurs.

2 juillet. T. 39°,7. P. 112. L'enfant éternue fréquemment et a une toux de timbre enroué, aboyant. La nuit se passe bien. Les douleurs provoquées par les mouvements passifs n'existent plus dans l'articulation de l'épaule. Soir. T. 39°,4, P. 116. Rhume et toux un peu plus intenses, les yeux larmoient légèrement injectées. Appétit bon.

3 juillet. Matin T. 38°,8. P. 108. L'enfant est réveillée souvent la nuit par une toux sèche. Coryza intense. Gosier un peu rougi de grosses taches. Ordonnance : Infus. de racine d'ipécac. avec liq. ammon. anisat. Soir. T. 37°,9, P. 112. Même état. Appétit un peu diminué.

4 juillet. Matin T. 39°,2. P. 112. Toux un peu moins sèche. Nuit plus tranquille. Sur le voile du palais éruption rouge vive de grosses taches. Forte conjonctivite. Soir T. 39°,4. P. 120. Etat général un peu meilleur, photophobie assez notable.

5 juillet. Matin T. 40°,2, P. 124. Sur la face quelques taches rouges, surtout à la bouche, menton et joues. Toutes les manifestations catarrhales ont subitement réaugmenté. Soir, T. 39°,8. P. 128. *Exanthème de rougeole* prononcé à la face, reconnaissable également au cou à l'état d'ébauche. Forte toux, fort rhume et conjonctivite, voix nettement enrouée. Les organes du gosier sont très rouges et tuméfiés; grande soif et inquiétude. Ordonnance : Cataplasmes autour du cou, lait chaud. Aux mains et aux pieds la peau se détache en grands lambeaux.

6 juillet. Matin T. 40°,2. P. 140. Eruption de rougeole très développée sur la face, la poitrine et le dos, toux moins sèche, respiration très accélérée, 45 à la minute. L'enfant boit beaucoup, enrouement moins accentué. Soir. 40°,5. P. 144. Même état.

7 juillet. Matin T. 39°,2. P. 140. Exanthème à l'apogée de l'évolution, état général meilleur, organes du gosier moins engorgés. Enrouement presque disparu. La rate est nettement appréciable à la palpation. Soir. T. 39°,6. P. 128. Etat général relativement bon.

8 juillet. Matin T. 38°,6. P. 120. L'éruption de la face commence à pâlir. Toux moins sèche, peu de conjonctivite, l'enfant joue et est assise au lit. Rate à peine sensible.

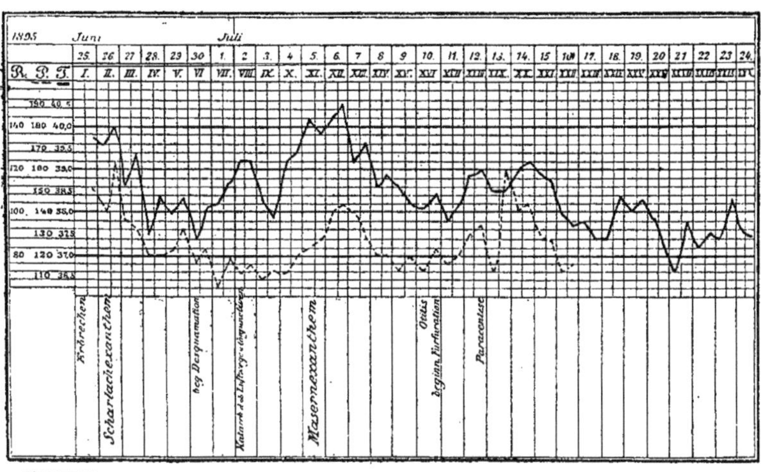

La marche ultérieure fut simple, l'exanthème pâlit, la toux, le rhume et la conjonctivite disparurent. L'urine resta exempte d'albumine même pendant la rougeole. Le 10 juillet commença une desquamation intense furfuracée à la face et au cou, tandis que les mains et les pieds présentaient simultanément la desquamation scarlatineuse typique en grosses écailles, ne disparaissant complètement aux pieds que vers le milieu du mois d'août. Le 10 juillet la température remonta, dépassant les jours suivants 39°, à la suite du développement d'une otite moyenne gauche, qui le 12 juillet rendit nécessaire la paracentèse. La température resta malgré cela assez élevée jusqu'au 15, puis redescendit peu à peu à la normale.

Le 6 août la fièvre reparut et il se développa une légère péritonite avec obstruction et température oscillante, atypique, qui ne guérit qu'après 3 semaines. La malade fut renvoyée guérie le 26 août.

Fin septembre l'enfant se présenta de nouveau ; elle avait bonne mine, et n'avait éprouvé aucune complication nouvelle.

Il s'agit là d'une enfant qui subit la contagion successive de la rougeole et de la scarlatine. Dans les délais voulus, 4 jours plus tard survient une éruption de scarlatine qui a une évolution normale compliquée seulement de rhumatisme; la desquamation est précoce et commence au 6ᵉ jour. Au 8ᵉ jour, apparaît un catarrhe oculo-nasal avec fièvre, suivi au 11ᵉ jour d'un exanthème morbilleux, et au 16ᵉ d'une desquamation furfuracée. Malgré une otite et une péritonite, la malade guérit.

Dans ce cas, les deux fièvres ont évolué successivement chez le même individu sans s'influencer réciproquement; chacune a gardé son individualité et s'est accompagnée des complications qui lui sont le plus habituelles.

Dans l'observation suivante, de Fergusson, et dans deux observations personnelles, la terminaison a été également favorable. Aucune complication n'est survenue; mais il faut bien remarquer que *deux des malades étaient âgés de 9 ans, un autre de 8 ans*. Ce fait a une très grande importance; il suffit à lui seul à expliquer la résistance des sujets à la double infection; on sait en effet que la rougeole de l'adulte est généralement bénigne et que la mortalité est, environ, dix fois plus faible que chez les enfants au-dessous de 2 ans (Obs. XII).

Obs. IX. (Fergusson. *British méd. J.*, 20 octobre 1894.) — Le 29 juin dernier, au matin, je vis un garçon de 9 ans qui souffrait d'un mal de gorge; le lendemain une scarlatine se trouvait nettement déclarée. Le 6 juillet, la desmaquation se remarquait très bien sur le cou, sur la poitrine, l'abdomen et les cuisses. Le 9, il avait un fort coryza et une toux irritante et perpétuelle. Le 10, je le trouvai couvert de taches de rougeole très rapprochées. La desquamation, comme accélérée par cette seconde attaque de la peau, marchait avec une rapidité peu ordinaire.

Cet enfant fit une *guérison* complète.

Obs. X. (Service de M. Hutinel.) — Lucie P..., 9 ans, entre le 22 janvier 1894 aux Enfants-Assistés pour une scarlatine très bénigne.

Le 3 février, fièvre; t. 39°, catarrhe oculo-nasal.

Le 5, éruption de rougeole.

Les jours suivants la rougeole évolue normalement; la défervescence est complète le 8. *Guérison.*

Obs. XI. (Service de M. Hutinel.) — Victor M..., 8 *ans*, entre le 17 novembre 1892 aux Enfants-Assistés pour une scarlatine très bénigne.

Le 27, ascension de température à 39°, catarrhe bronchique, éruption de rougeole.

Les jours suivants la rougeole évolue normalement: la défervescence est complète le 2 décembre. *Guérison.*

Au contraire, dans l'observation suivante, où il s'agit d'un enfant de deux ans et demi, la rougeole s'est montrée d'une gravité exceptionnelle.

Obs. XII. (Service de M. Hutinel.) — Léon G..., 2 *ans et demi*, entre le 16 février 1894 aux Enfants-Assistés pour une scarlatine bénigne, apyrétique.

Le 20, il présente quelques troubles intestinaux.

Le 24, la température s'élève progressivement.

Le 27, éruption de rougeole.

Le 29, broncho-pneumonie. *Mort.*

Jetons maintenant un coup d'œil d'ensemble sur nos observations et comparons les autres observations analogues de Bez, de Grancher, de Paquet.

La scarlatine a eu dans presque tous les cas une évolution normale. Son incubation, son invasion, son éruption ne sont pas modifiées. Cependant, dans quelques cas bénins, comme celui de Fergusson, la disparition de l'exanthème et la desquamation sont précoces ; dans des cas graves, comme ceux de Grancher, on peut voir la fièvre persister pendant toute la durée de la scarlatine.

La durée d'incubation de la rougeole n'est pas modifiée sa période d'invasion est normale ainsi que l'éruption ; cependant cette dernière disparaît parfois avec rapidité, ou au contraire, se prolonge au delà des limites habituelles (Obs. VII).

CHAPITRE IV

Complications

Lorsque *l'invasion de la rougeole est antérieure à celle de la scarlatine,* les complications observées ne semblent guère plus fréquentes que si les fièvres éruptives sont isolées. Ce sont tantôt des complications qui relèvent plus particulièrement de la rougeole telles que otite, broncho-pneumonie..., ou de la scarlatine, telles que bubon, néphrite, diphtérie..., etc.

Lorsque *l'invasion de la rougeole et de la scarlatine est simultanée,* les complications sont beaucoup plus fréquentes. Le plus souvent on observe les complications qui relèvent de la scarlatine : diphtérie, abcès ganglionnaires du cou, néphrite grave ou légère, rhumatisme scarlatin.

D'autres sont communes à la rougeole et à la scarlatine : otite, stomatite, gangrène de la bouche, broncho-pneumonie, pleurésie, infection cutanée.

D'ailleurs, l'origine des complications est, le plus souvent, impossible à préciser. Si la scarlatine a plus de tendance à frapper l'appareil rénal, et la rougeole l'appareil broncho-pulmonaire, il n'en est pas moins vrai que la majorité des complications sont dues à *des infections secondaires*, et que les fièvres éruptives, au cours desquelles elles se produisent, n'agissent qu'en diminuant la résistance de l'organisme aux microbes étrangers ou autochtones, et en prédisposant plus particulièrement certains organes à l'infection microbienne. Ainsi il n'existe pas de broncho-pneumonie morbilleuse, mais des broncho-pneumonies survenant au cours de la rougeole et causées par des microbes vulgaires, le pneumocoque, le streptocoque, le microbe de Pfeiffer, etc... Deux de nos observations suivies d'examen bactériologique en donnent la preuve. Elles montrent de plus que les germes infectieux qui ont végété dans le poumon et y ont créé une infection locale, peuvent se généraliser, passer dans le sang et les divers organes, et produire une infection générale mortelle.

De même on peut observer au cours de ces fièvres éruptives associées des stomatites et des angines à streptocoque, à staphylocoque, à pneumocoque, et même des angines diphtériques.

Ce qui fait la fréquence et la gravité des infections respiratoires dans la rougeole, c'est que la localisation habituelle de cette maladie sur l'appareil respiratoire crée une porte d'entrée à l'infection.

Lorsque *l'invasion de la rougeole est secondaire à celle de la scarlatine*, les complications sont extrêmement fréquentes. Elles surviennent dans plus de la moitié des cas.

De toutes, la plus fréquente et aussi la plus grave est la broncho-pneumonie.

CHAPITRE V

Pronostic

Le pronostic varie considérablement, suivant l'ordre de succession des deux fièvres éruptives :

I. *Rougeole primitive.* — Le pronostic est bénin, la scarlatine secondaire n'est pas plus grave qu'une scarlatine primitive, si la rougeole n'a pas apporté elle-même de complications. Bez cite 12 guérisons sur 13 cas, ce qui est la proportion observée habituellement dans la rougeole.

II. *Coexistence de la rougeole et de la scarlatine.* — Ici, le pronostic devient plus grave. Sur 30 observations, Bez cite 14 terminaisons mortelles. Cette variété d'association est donc fatale dans la moitié des cas.

Le pronostic varie d'ailleurs suivant l'ordre d'apparition des deux exanthèmes; *il est d'autant plus grave que la rougeole apparaît plus tard.*

III. *Scarlatine primitive.* — Le pronostic est également grave. Bez cite 7 morts sur 16 cas. La gravité est d'autant plus grande que la rougeole survient à une époque plus rapprochée de la scarlatine.

D'ailleurs, sans qu'on puisse en donner la raison, cette gravité de la rougeole secondaire est bien connue des médecins d'enfants; tout le monde sait l'évolution, si souvent fatale, de la rougeole chez les cachectiques atteints de tuberculose, syphilis, rachitisme, athrepsie, etc., évolution qui lui a valu le nom de « *rougeole terminale* ».

Cette gravité est due à une exaltation de la virulence des germes sous l'influence du virus morbilleux; souvent une broncho-pneumonie, une bronchite qui était en voie de guérison et qui n'inspirait plus aucune inquiétude, reprend avec une nouvelle intensité à l'apparition de la rougeole, et emporte le malade.

L'âge a une très grande influence sur le pronostic, ainsi que nous l'avons montré plus haut par quelques observations. Mais cette influence n'a rien de spécial à l'association des deux fièvres éruptives; elle se montre de même dans la rougeole primitive et non compliquée de scarlatine.

Bez a fait la même constatation pour les associations de fièvres éruptives en général. Dans ces observations, 47 adultes n'ont fourni que 4 morts, tandis que 180 enfants en ont donné 49 : *la mortalité des enfants est donc plus de trois fois plus forte que celle des adultes.*

Le lieu d'origine des infections a également une grande importance. Bez a noté que la lettralité moyenne des associations éruptives dans la clientèle privée était de 11 pour 100; les malades entrés à l'hôpital pour une fièvre éruptive et qui ne contractent à l'hôpital que le germe de la seconde, présentent une lettralité de 31,3 pour 100. Enfin, les faits d'origine exclusivement nosocomiale donne 60 pour 100 de lettralité.

Le nombre des associations morbides joue encore un rôle dans le pronostic. Nous avons signalé une scarlatine compliquée à la fois de varicelle et de rougeole; Loeewenhard en a cité un autre; si la varicelle n'aggrave pas considérablement le pronostic, elle n'est cependant pas absolument négligeable, et ajoute son action dépressive à celle des autres maladies.

CHAPITRE VI

Diagnostic

Lorsque les *deux fièvres éruptives ont une évolution successive*, le diagnostic de la seconde ne présente en général aucune difficulté, ou du moins ces difficultés sont les mêmes que pour le diagnostic d'une fièvre éruptive isolée et ne sont pas accrues par le fait de leur succession chez le même malade.

Mais lorsque la *rougeole et la scarlatine ont une évolution simultanée*, il en est tout autrement.

Si l'exanthème scarlatineux est le premier en date, l'apparation de la rougeole pourra être prévue d'après les signes suivants : la toux est moins brève et gutturale, elle s'accompagne de râles de bronchite, de larmoiement et de photophobie, de rougeur des conjonctives, d'éternuements, de coryza, enfin de cet ensemble de symptômes qui donnent à l'enfant atteint de rougeole un facies si particulier ; la température, qui s'était abaissée, s'élève de nouveau. Cette période catarrhale dure généralement peu, et bientôt, si on en recherche avec soin les premières manifestations, on voit apparaître derrière les oreilles, au niveau du cou, une éruption formée de taches rouges, irrégulières, légèrement saillantes et séparées par des intervalles de peau saine. Cette éruption s'étend ensuite à la face, au tronc et aux membres ; mais si le corps est déjà occupé par une éruption de scarlatine, il est nécessaire de surprendre l'éruption morbilleuse à son début, quand elle est encore caractéristique.

Les règles ordinaires de diagnostic permettront d'éviter la confusion avec une autre fièvre éruptive : *rubéole, roséole épidémique, urticaire, suette miliaire*, et avec les *érythèmes sudoraux, médicamenteux ou infectieux.*

L'*antipyrine* donne parfois chez les enfants un érythème en larges placards prédominant à la face, aux membres, aux pieds et aux mains ; cet érythème souvent plus durable que l'éruption de rougeole en diffère par la grandeur et l'absence de saillie des éléments, par l'absence de fièvre et de phénomènes catharraux.

Il en est de même des érythèmes dus au chloral, à la quinine, aux balsamiques, aux sérums thérapeutiques.

Les *érythèmes infectieux*, étudiés par M. Hutinel, sont scarlatiniformes ou morbilliformes ; mais ils surviennent à une période plus tardive, chez des malades profondément infectés : ils respectent souvent la face et se localisent surtout à la face dorsale des articulations des membres et des extrémités ; le catarrhe oculo-nasal fait défaut ; par contre, il existe le plus souvent une stomatite grave ou une broncho-pneumonie.

Une autre erreur consisterait à prendre l'éruption de scarlatine qui a précédé la rougeole pour un *rash prééruptif*. Robet a étudié en effet ces rash qui peuvent survenir avant l'éruption de rougeole, et qui affectent l'aspect morbilleux, scarlatineux, ortié, érysipélateux ou hémorragique. Le rash scarlatiniforme a le même aspect qu'une éruption de scarlatine, les mêmes sièges de prédilection, et peut enfin se généraliser à tout le corps. Mais il s'en distingue parce qu'il s'accompagne généralement de chaleur et de démangeaisons, et surtout parce qu'il pâlit au bout de

48 heures et disparaît rapidement. Il est possible, cependant, qu'un certain nombre d'observations de scarlatine avec rougeole secondaire, dans lesquelles la scarlatine a pâli très rapidement, ne soient que des rougeoles précédées d'un rash scarlatiniforme.

Lorsque la *rougeole est survenue la première*, on pourra prévoir l'apparition d'une scarlatine, si l'on voit survenir brusquement une élévation de la température, accompagnée d'une augmentation notable de la fréquence du pouls, d'agitation, de nausées ou de vomissements et d'une angine intense. On recherchera alors dans les aines l'éruption, composée de petites taches arrondies, rouges, confluentes, caractéristiques de la scarlatine. Cette éruption se généralisera bientôt à tout le corps, à moins que celui-ci ne soit occupé déjà par l'éruption morbilleuse ; mais l'on devra toujours la rechercher et l'étudier sur la poitrine, au ventre, aux aines, aux jarrets et aux plis des coudes où elle présente ses caractères les plus nets. Enfin si l'éruption scarlatineuse a été masquée par l'éruption morbilleuse, le diagnostic pourra encore être posé lors de l'apparition de la desquamation lamelleuse.

En s'appuyant sur les signes précédents, il sera facile de distinguer de la scarlatine les rougeoles à éruption confluente et les *rougeoles accompagnées d'une forte angine.*

Les *erythèmes médicamenteux* et les *érythèmes infectieux* seront écartés, pour les raisons que nous avons données plus haut.

Enfin, lorsque *les deux exanthèmes apparaissent simultanément*, le diagnostic devient extrêmement difficile. On pourrait croire en effet à une *éruption atypique*, à *une scarlatina variegata* ou à *une rougeole confluente.* En ce cas il faudra analyser avec grand soin les symptômes catarrhaux, et rechercher les éléments typiques de l'éruption en leur lieu d'élection, à la face pour la rougeole, au ventre pour la scarlatine ; enfin la notion de double contagion pourra quelquefois fournir un renseignement utile.

C'est dans ce cas que la confusion avec la *rubéole* a été faite plus d'une fois par les anciens auteurs, et bien de leurs prétendues rubéoles ne sont que des associations de rougeole et de scarlatine : en effet, l'éruption de la rubéole, qui présente à la face une apparence morbilleuse, prend souvent au tronc et aux membres l'aspect de placards scarlatineux. Mais la rubéole est le plus souvent apyrétique ; elle est dénuée de catarrhe oculo-nasal, d'exanthème buccal et de bronchite : elle s'accompagne souvent d'engorgement de ganglions cervicaux, axilliaires et inguinaux.

Nous n'insisterons pas sur le diagnostic des complications qui doivent être prévues et recherchées avec soin, d'autant plus qu'elles sont fréquentes et graves dans ces associations des fièvres éruptives.

CHAPITRE VII

Traitement

Le traitement doit être, avant tout, *prophylactique*. Il est inutile aujourd'hui d'insister sur la nécessité de l'isolement précoce et complet des malades atteints d'une fièvre éruptive ; la diminution remarquable des cas de contagion dans les hôpitaux où l'isolement est rigoureusement fait, en démontre chaque jour l'importance. L'isolement individuel dans des boxes est l'idéal ; l'isolement dans de petites chambres permet de limiter la contagion. Enfin l'établissement d'un lazaret a rendu de très grands services à l'hospice des Enfants-Assistés.

Les diverses *mesures hygiéniques* pratiquées au cours de fièvres éruptives permettent de diminuer le nombre des complications. Ce sont : les lavages de tous les orifices naturels, nez, bouche, vulve..., etc., avec des solutions antiseptiques, les bains de sublimé au 1/15.000 dès l'entrée des malades dans les pavillons d'isolement, le régime lacté exclusif chez les scarlatineux.

Enfin il est nécessaire de soutenir, par les toniques, les petits malades soumis à une déperdition considérable des forces par la double infection. On leur donnera de l'alcool à faible dose, de l'acétate d'ammoniaque, de la caféine, etc.

Lorsqu'une complication sera déclarée, on la traitera par les moyens appropriés.

CONCLUSIONS

1° L'association de la rougeole et de la scarlatine, assez rare aujourd'hui, s'observe surtout dans les hôpitaux, les pensions, les casernes.

2° Les deux maladies peuvent se compliquer à différentes périodes de leur évolution. Il en résulte des *tableaux cliniques différents.*

3° Lorsque la *rougeole précède la scarlatine*, les deux fièvres évoluent successivement sans se modifier ni s'aggraver.

4° Lorsque *la rougeole et la scarlatine évoluent simultanément :*

α. Si *la rougeole est la première en date*, elle a une tendance à évoluer plus rapidement ; la scarlatine n'est pas modifiée.

β. Si *la scarlatine est la première en date*, son éruption a parfois une durée plus courte ; les catarrhes de la rougeole sont plus intenses ou passent inaperçus.

γ. Si *les deux exanthèmes apparaissent simultanément*, chacun d'eux se localise en son siège de prédilection : l'exanthème morbilleux à la face, au cou ; l'exanthème scarlatineux, au ventre, à l'aine, aux plis de flexion.

5° Lorsque *la scarlatine précède la rougeole* (Rougeole secondaire), l'évolution de la première est le plus souvent normale. Souvent la fièvre persiste, et quand la rougeole apparait, l'état général prend une gravit particulière. L'éruption de rougeole secondaire a une durée variable, tantôt abrégée, tantôt prolongée.

6° Les *complications*, rares lorsque la rougeole précède la scarlatine, sont très fréquentes lorsque les fièvres éruptives sont simultanées ou que la scarlatine précède la rougeole. On observe le plus souvent : la diphtérie, les abcès ganglionaires du cou, la néphrite, le rhumatisme, les otites, la stomatite, la broncho-pneumonie. La plupart de ces complications sont dues à des infections secondaires, évoluant sur un terrain dont la résistance est affaiblie.

7° Le *pronostic*, bénin lorsque la rougeole précède la scarlatine, devient très grave lorsque les deux affections sont simultanées ou que la rougeole est secondaire. La gravité du pronostic est en raison inverse de l'âge des malades. Il croît avec le nombre des associations morbides.

8° Le *diagnostic* facile lorsque les éruptions se succèdent, devient difficile lorsque celles-ci évoluent en même temps. Enfin, lorsque deux exanthèmes débutent simultanément, il devient très difficile de faire le diagnostic de l'association morbide avec la rubéole et la scarlatina variegata.

9° Le *traitement* sera avant tout prophylactique. Il

se résume en deux mots : isolement et mesures d'hygiène. On soutiendra par des toniques les forces du malade, et l'on appliquera à chaque complication le traitement qui lui est propre.

INDEX BIBLIOGRAPHIQUE

ADAMS. *Observations sur les poisons morbides.*

ATKINS. *Rougeole compliquée de pneumonie, suivie de scarlatine et de diphtérie ; Lancet*, 28 novembre 1896.

BARBIER. *La rougeole* 1894 (Rueff).

BLACHE. *Dictionnaire de Médecine*, XXVIII, 1844, article *Scarlatine.*

BLANCKAERT. *Des complications de la rougeole chez les enfants*, Thèse Paris, 1868.

BEZ (J.). *De la contemporanéité des fièvres éruptives*, thèse Paris, 1877.

COULAN. *Méd. infantile*, Paris, 1894.

DAMAIN. Thèse Paris, 1891.

ESPINE (d'). Article *rougeole*, in *Dictionnaire pratique des sciences médicales.*

FERGUSSON. *British. méd. J.*, 20 octobre 1894.

FIESSINGER. *Des éruptions observées au cours des épidémies de scarlatine. Journal des Praticiens*, 18 mars 1896.

FLESH. *Berl. Klin. Woch.*, 1890 n° 16.

FOUCAULT. *Mémoire sur une épidémie de rougeole*, 1870.

FRANK (J.). *Traité de pathologie interne* (Trad. par Bayle, II, p. 118, 147, 174).

GANELON. Thèse Paris, 1892.

GINTRAC. *Cours de pathologie interne*, 1859, t. IV, p. 476.

GORDINIER. *Scarlatine et rougeole simultanées. Méd. News*, 2 février 1895.

GRANCHER. *Gazette des hôpitaux* 1885, n° 115, in thèse Paquet Paris, 1894.

GRÈZES. Thèse Paris, 1895.

GRISOLLE. *Traité de path. interne.*

GUINON, in *Traité de méd. Charcot-Bouchard*, t. II.

GUERSANT. *Dictionnaire de Médecine*, XXVIII, 1844, article *Scarlatine.*

HEBRA. *Traité des maladies de la peau.*

HERZOG (Josef). *Ein Fall von morbilli-scarlatina (Berliner klinische Wochenschrift)*, 1882, XIX, 105-108.

HIMMELSBACH. *Scarlatine et rougeole simultanées. Méd. News*, 2 février 1895.

HUNTER. *Introduction au traité de la syphilis*, Londres 1786.

HUTINEL. *Note sur quelques erythèmes infectieux. Archives gén. de Médecine*, 1892. Cours de la Faculté, 1897.

INDEX-CATALOGUE.

INDEX MEDICUS.

JACCOUD. *Traité de pathologie interne*, 1re éd. II, p. 700.

JACKSON. *Complications de la fièvre scarlatine observées dans* 50 *cas. Boston méd. J.*, 17 août 1893.

JOHANNESSEN. *Die epidemische Verbreitung des Scharlachfiebers in Norwegen*, 1884.

KLEIN. Thèse de Berlin 1877.

LANGE (Jérôme). *Ein Fall von gleichzeitiger Infection mit Scharlach und Masern. Jahr für Kindern.*, t. XLII, f. 1; Leipzig, 1896.

MAUTHNER. *Journal für Kinderkranheiten*, XVII, 1851, p. 301.

MURCHISON. *Mémoire (British médico-chirurgical Review*, juillet 1859).

NAUMANN. *Handbuch der medicinischen Klinick*, Berlin, 1831, 3e vol., 1re partie, p. 807.

PAQUET. Thèse Paris 1894.

PICOT. Article *Scarlatine* in *Dictionnaire pratique des sciences médicales.*

RACLE. *Traité de Diagnostic médical.*

Revue des sciences médicales, publiée sous la direction de HAYEM (Années 1877 à 1897).

ROBET. *Les rash prééruptifs de la rougeole.* Thèse Paris 1896.

RILLIET et BARTHEZ. *Traité des maladies des enfants*, t. III.

RING. *Traité de la vaccine*, 1801.

STEINER. *Compendium der Kinderkrankheiten*, 291. 1873, p. 406.

THOMAS. *In Ziemssin's Pathologie*, II, 2e partie, 1874.

THOMPSON (T.). *Recherches sur la variole*, Londres 1752.

TOUZELIN. Thèse Paris 1859, n° 64, p. 40.

Traité de médecine Charcot-Bouchard, t. II.

Traité de médecine Brouardel-Gilbert, t, I.

Traité des maladies de l'enfance, Grancher-Comby-Marfan, t. I.

TRIPE. *The medical Times and Gazette*, 6 novembre 1852, p. 417.

TROUSSEAU. *Gazette des hôpitaux*, 1860, n° 15.
— *Cliniques de l'Hôtel-Dieu*, vol. I, p. 102.

VALLEIX. *Guide du médecin praticien*, 2e éd., 1851. v. p. 379.

WALKER. *Early infectiouness of scarlatina and measles. Brit. méd. J. London*, 1892, ii 664.

WILLEMIN. *De la complication des fièvres éruptives entre elles.* Thèse Paris, 1847.

TABLE DES MATIÈRES

PARIS. — IMP. V. GOUPY, G. MAURIN SUCC., 71, RUE DE RENNES.

www.ingramcontent.com/pod-product-compliance
Ingram Content Group UK Ltd.
Pitfield, Milton Keynes, MK11 3LW, UK
UKHW020421230726
13925UKWH00004B/1549

9 782016 167410